JN115820

改訂新版

顔面神経麻痺が起きたらすぐに読む本

栢森 良二

帝京平成大学
健康メディカル学部教授

はじめに

顔面の突然の麻痺（まひ）から始まる「顔面神経麻痺」は、患者さんを困らせ、慌てさせ、不安にさせる、とても困った病気です。また、患者さんの数は必ずしも多くありません。おそらく、この本を手にされた方は、ご自身が顔面神経麻痺になったことも初めてなら、ご家族や友人知人にも同じ病気を経験した人が一人もいないという方がほとんどでしょう。それだけに、苦しみが理解されにくく、孤独な闘いを強いられるのも、この病気の大きな特徴といってよいかもしれません。

顔面神経麻痺を起こす疾患として代表的な「ベル麻痺」「ハント症候群」は、最近の研究によって原因が究明され、病気の成り立ちも明らかになってきました。新しい治療法も登場しました。しかし、顔面神経麻痺は、病気の起こる仕組みが複雑です。このメカニズムを理解しないまま誤ったリハビリテーションを行うと、いつまでも続く後遺症を残してしまうおそれがあり、実際の臨床現場でも、効果に疑問のあるリハビリテーションが行われている例が少なくありません。

この本は、顔面神経麻痺の患者さんのために書かれた、わが国でおそらく初めての本です。まず病気の起こる仕組みを正しく理解し、病気の原因とメカニズムを踏まえた治

療とリハビリテーションに取り組んでいただくことを目的としています。そのため、本書は症状→原因→治療と、まるで医学生のための教科書のような説明の流れとなっています。できるだけ平易な記述に努めましたが、少し難しく感じられる箇所もあるでしょう。しかし、正しく治療に取り組むために必要なステップですから、どうか辛抱強くお付き合いください。この本が、顔面神経麻痺を克服するための一助となれば、これにまさる幸いはありません。

2011年12月

帝京大学医学部リハビリテーション科教授

栢森良二

第2版への序

本書の初版が発行されてから、はや4年余りの月日が過ぎ去り、この間、本書を読んで、顔面神経麻痺に対するリハビリや薬物治療のことを知った患者さんが数多く私の外来を訪ねてこられました。そのような患者さんに接して、顔面神経麻痺についての正確な知識が着実に浸透しつつあることを確信することができました。

このたび、発行元の株式会社A・M・Sより、改訂版発行の打診を受けたのを機に、改めて本書を通読してみましたが、内容に特段の変更を加える必要を認めず、わずかに難解な語句や説明不足の箇所に若干の言葉を補い、一、二、三の数字を変更した他は、ほぼ旧版のままでの発行をA・M・Sにお願いしました。

引き続き、本書が顔面神経麻痺でお困りの方々の助けとなることを心より念願してやみません。

2016年4月

帝京大学医学部リハビリテーション科客員教授
帝京平成大学健康メディカル学部教授
栢森良二

改訂新版への序

顔面神経麻痺のリハビリテーションに関する知識が、医者を含めた医療関係者や一般の方にも未だ十分に理解されていないようです。『顔面神経麻痺が起きたらすぐに読む本［第2版］』を多くの人々に読んでいただきたかったのですが、これを出版してくれた株式会社A・M・Sがなくなり、出版継続が困難になっていました。

そんな折にPHPエディターズ・グループの方から声をかけていただき、第2版出版から4年経過していることもあり、改訂新版として新たに出版することにいたしました。

第1、2版出版の際にお世話になったA・M・S、今回のPHPエディターズ・グループの小室彩里さんの編集に深く感謝しています。本書が読者の顔面神経麻痺のリハビリテーションの理解に少しでも役立てば著者として望外の喜びです。

2020年8月

帝京平成大学健康メディカル学部教授

栢森良二

【改訂新版】**顔面神経麻痺が起きたらすぐに読む本** 目次

3 治療とリハビリテーション

1

顔面神経麻痺
とは

ある日、突然、顔面が麻痺する

ある朝、目が覚めたら、様子がおかしい。洗顔中に眼に石鹸が入っても、眼を閉じることができない。水を飲むと、口からこぼれる。口笛を吹いても、うまく吹けない。鏡で顔を見てみると、口元が歪んでいる。一体、どうしてしまったんだろう？　まさか、脳卒中？

顔面神経麻痺は、大抵こんなふうに突然起こり、患者さんを慌てさせます。片側の眼や口を思うように動かせなくなるため、脳卒中と思い違いをしてしまうこともありますが、脳卒中と違って、強い頭痛などはなく、麻痺は顔面に限られ、手足は普通に動かすことができます。命の危険を示すような徴候が現れることはありません。

眼、口の開閉や、顔の表情にかかわる症状のほかに、ものの味が分からない（味覚障害）、耳の中が閉じた感じがし、音が響く（聴覚過敏）、涙が出にくい、唾液が少ないなどの症状があり、耳痛、後耳介痛、肩こりといった症状が伴うこともあります。

顔面神経麻痺は自然に回復する場合もありますが、診断・治療が遅れた場合や、重度の場合は、顔の表情が固定してしまったり、顔の筋肉が思うように動かなくなったりする後遺症が残ります。予防に勝る治療法はなく、できるだけ後遺症を予防・軽減するた

めのリハビリテーションが必要になります。

初めて症状が現れ、病院へ駆け込んだとき、どの診療科にかかればよいのか迷うかもしれませんが、最初は耳鼻咽喉科の受診をお勧めします。特に、顔面神経麻痺の急性期の薬物治療に詳しい耳鼻咽喉科医がいれば、迅速な治療を受けられる可能性が高くなります。この時期の顔面神経麻痺に対しては、ウイルスの増殖を予防するための抗ウイルス剤と、炎症による浮腫（ふしゅ）を最小限に抑えるための副腎皮質（ふくじんひしつ）ホルモン剤の内服が必要です。

ここは大事なところですので、もう一度確認しておきましょう。まず、顔面神経麻痺が発症したら、できるだけその日のうちに耳鼻咽喉科などの専門医を受診しましょう。そして、適切な薬物療法の指導を受けてください。この段階でウイルスの増殖を阻止し、炎症による浮腫を抑えることによって、顔面神経麻痺の重症化、慢性化をかなりの程度まで防ぐことができるからです。

人間関係のトラブルの原因にも

顔面神経麻痺は、顔の表情をコントロールできなくなることから、他人とのコミュニ

ケーションの中で無用な誤解を招き、トラブルの原因になることもあります。そのため

に、対人関係に消極的になり、引きこもりがちになってしまう患者さんも少なくありま

せん。

　また、顔面神経麻痺は、後遺症を残すかどうかの予後診断が難しいことから、治療と

リハビリテーションのスタートが遅れがちであり、誤ったリハビリテーションによっ

て、症状を長引かせ、かえって悪化させてしまうことさえあります。

　顔面神経麻痺を克服するには、正しい知識に基づいた治療とリハビリテーションが重

要です。　最近はボツリヌス毒素（ボトックス®）による治療法が選択肢に加わりました。

　以下、この本は、顔面神経麻痺の患者さんが、正しい治療とリハビリテーションを受

け、1日も早く生き生きとした顔と表情を取り戻すことができるよう、正しい知識を持

っていただくことを目指しています。

2

発症の仕組みと
原因

① 何が起こっているのか —— 病態と症状

麻痺しているのは顔面の筋肉ではなく神経

ある日、突然、顔の表情がコントロールできなくなる。これが、顔面神経麻痺の特徴です。では一体、顔面で何が起こっているのでしょうか。

人間の顔に表情を作り出す仕組みは、実は大変複雑です。顔面には、額、眉間、眼の周り、鼻、頬、唇、口の周りなど各部分をいろいろな方向に動かす筋肉、すなわち「表情筋（ひょうじょうきん）」が23個ほどあり、これらの筋肉の動きがさまざまに組み合わされ、驚き、幸福、怒り、悲しみなどの感情が多彩な表情として生み出されています（21頁「もっと詳しく——顔面の筋肉と表情」参照）。

そして、表情筋の動きを司（つかさど）っているのは、「顔面神経」です。この顔面神経が炎症などによって圧迫・損傷されると、表情筋を動かす脳からの指令がうまく伝わらなくなり、顔面を思うように動かせなくなります（図1）。顔面神経麻痺の約半数を占める

図1　顔面神経麻痺（左顔面麻痺）の急性期の症状

軽い閉眼
左眼を
閉じることが
できない

額のしわ寄せ
左眉が
あがらない

微笑
左口角が
動かない

口笛
口笛を吹けない

「ベル麻痺」と呼ばれるタイプは、これまで原因不明でしたが、最近、多くの場合は、体内に潜在しているヘルペスウイルスが原因であることが分かってきました。

つまり、ウイルスが原因となって、顔面神経が圧迫・損傷され、脳からの指令が表情筋に正常に伝わらなくなり、複雑な表情のコントロールができなくなる。

まずは、顔面神経麻痺が起こる大まかな仕組みを、このようにご理解ください。

ウイルスという言葉が出てきて、ちょっと意外な感じを持たれたかもしれません。

顔面神経麻痺は、インフルエンザや、麻疹（はしか）や、水痘（水疱瘡）と同じようなウイルスによる感染症なのでしょうか？　感染症だとすれば、家族

や他人にうつる可能性があるのでしょうか？　確かに、ウイルスの活動が原因となって発症するという意味では、感染症であるといえますが、インフルエンザなどのような流行性はありません。顔面神経麻痺の原因については、後に改めてお話しします。

神経という「電線」が壊れる

顔面神経麻痺の発症の仕組みに戻りましょう。顔面神経が損傷され、表情筋が動かせなくなるのが顔面神経麻痺であるといいました。では、顔面神経の損傷は、どのようにして生じるのでしょうか。

まず、顔面神経とはただ1本の神経を指すのではありません。顔には23個ほどの表情筋があり、それぞれ別々の神経線維に支配され、その総数は約4000本に上ります。

顔面神経とは、個々の表情筋を支配する神経の他に、味覚を司る特殊感覚線維、自律神経などが多数集まって1本の束になったものです（図2）。束の中のどの神経がどの程度の損傷を受けるかによって、異常の現れる場所や重症度はさまざまに異なります。

次に、顔面神経の束を構成する1本1本の神経線維は電線にたとえられます。中心の銅線にあたる「軸索（じくさく）」には脳からの指令を伝える電気信号が走り、軸索の周囲を、電線

図2 顔面神経の膝神経節部の顕微鏡像

GG: 膝神経節

顔面神経は側頭骨内を走行しています。左は矢状断であり、顔面神経の最外側を栄養血管が走行していて、浮腫圧迫によって真っ先に血行が閉ざされます。右は横断面です。神経線維は3,500〜4,000本あり、隙間なく密接しています。左端の黒っぽいところは、他の神経より細い副交感神経が密集しています。上下肢の神経と異なり、神経束構造がありません。

出典）左：Ogawa A, Sando I. Spatial occupancy of vessels and facial nerve in the facial canal. *Ann Otol Rhinol Laryngol* 91: 14-19, 1982　右：河野尚、他「HSV-1 初感染症顔面神経麻痺モデルにおける神経浮腫の定量的検討」*Facial N Res Jpn* 23: 68-70, 2003

図3 神経線維の構造

軸索
髄鞘
神経内膜
1本の
神経線維

図4 神経変性のタイプと迷入再生

中枢側　　　　　　　　　　　　　　　末梢側

脱髄

神経変性の方向

軸索断裂

神経変性の方向

神経断裂

迷入再生

前頭筋へ

眼輪筋へ

口輪筋へ

ならばビニールの絶縁カバーにあたる「髄鞘（ずいしょう）」が覆い、髄鞘の外側をさらに「神経内膜」が取り巻いています（17頁図3）。神経に炎症が起こると、表情筋を支配する軸索は栄養不足に陥り、神経線維の電線状の構造は数日で壊れてしまいます。これを「変性」といいます。

ウイルスの活動などにより神経に炎症が起こり、浮腫が生じると、神経は外側へ膨張しようとします。炎症が起こりやすいのは、顔面神経が脳から表情筋へ向かう途中の「膝神経節（しつしんけいせつ）」と呼ばれる部分で、周囲が硬い骨に囲まれているため、神経は膨張することができません。このため、顔面神経はそれ自身の膨張する力に逆に圧迫される結果となり、この圧によって1本1本の神経線維に損傷が生じ

ます。神経の損傷の仕方は、神経に加わる圧などの条件により異なり、①髄鞘が脱落する（脱髄）、②軸索が断裂する（軸索断裂）、③神経内膜も含めた神経線維全体が断裂する（神経断裂）という3つのタイプの変性が生じます（図4）。

損傷が著しい場合は、脳から顔面の表情筋への信号伝達が断たれ、顔面神経麻痺のさまざまな症状が起こってきます。膝神経節から表情筋までの距離は平均約9cmあり、神経の損傷が起こってから変性が進行し、表情筋が完全に麻痺するまでには数日かかります。また、軸索断裂や神経断裂からの回復には3〜4カ月を要します。

神経の「混線」で症状が複雑に

炎症が消退すると、損傷された神経線維は、自己を元通りに再生しようとします。神経の損傷は多くの場合、自然に修復され、顔面神経麻痺の症状も残りません。ところが、そうならないケースがあります。この場合はさらに、少し困った問題が生じます。

複雑な話が続きますが、顔面神経麻痺の治療とリハビリテーションにとって重要なポイントですから、辛抱強くお付き合いください。

さて、困った問題というのは、傷んでしまった神経線維の修復がうまくいかず、修復

の結果が原状（元の状態）と異なってしまうことです。しばしば起こるのは、断裂した神経線維の先端が間違って他の表情筋を支配する神経につながってしまう「迷入再生」という現象です（18頁図4）。いわば、神経の「混線」です。すると、どうなるでしょうか。眼を閉じようとしていたら、眼も頬も口も同時に動いてしまう（病的共同運動）、あるいは、口を動かそうとしているのに、口が動かず眼が閉じてしまう、といった症状が現れてきます（22頁「もっと詳しく──神経損傷と迷入再生」参照）。迷入再生は、体の他の部分、例えば手足を動かす神経などにはほとんど起こりません。顔面神経に特有の現象です。

　迷入再生によって、顔面神経麻痺では複雑な後遺症が残ります。したがって、顔面神経麻痺の回復期には、症状を正確に把握し、顔面神経に何が起こっているのかを見極めることが非常に重要です。正確な診断をしないまま不適切なリハビリテーションを始めると、良い結果が得られないばかりか、病状を固定させ、悪化させることにもなりかねないからです。

もっと詳しく

● 顔面の筋肉と表情

顔の動きや表情を生み出す顔面筋には、23の「表情筋」と、4つの「咀嚼筋」があります（巻末付録参照）。

表情筋は、顔面皮下にあり、頭蓋骨に始まり皮膚で終わる筋肉で、眼、鼻、口、耳などの開閉のために発達したと考えられています。人類では、言語の発音を助け、感情を顔に反映し表情を作り出す働きを担っています。表情筋は、上眼瞼挙筋（じょうがんけんきょきん）を除き、すべて顔面神経に支配されています。

咀嚼筋は、頭蓋骨に始まり下顎骨（かがくこつ）に終わる筋肉で、主に下顎骨を引き上げ、口を閉じ、噛みしめる働きをします。主に三叉神経第3枝（さんさしんけいだいしし）に支配されています。

人間の顔が見せる多様な表情は、6つの基本的感情（「驚き」「恐怖」「嫌悪」「怒り」「幸福」「悲しみ」）に集約され、それぞれの基本的表情は、単一の表情筋ではなく複数の表情筋の動きが組み合わされ、作り出されています。

他の骨格筋などにはない、表情筋に独特の動きとして、「びっくり反射」と、表情を

作る動きがあります。びっくり反射は、身に危険が迫ったときに直ちにまぶたを閉じ、眼球を保護する反応で、①突然、目の前に何物かが現れたとき、②突然、大きな音がしたとき、③小さな昆虫などが角膜に触れたとき、④転倒したときに生じ、また、びっくり反射に続いて、驚き、恐怖などの感情を反映する表情が顔に現れます。

このように、表情筋は、危険から身を守る働きとともに、多種多様な顔の表情を現すという、人類ならではの複雑・微妙な役目も担っています。この表情筋を支配する顔面神経が侵されればどうなるでしょうか。顔面神経麻痺の深刻さは、この点にあります。

● 神経損傷と迷入再生

神経の限局性損傷に伴って、表情筋までの神経線維の形態や性状は大きく変化し、これを「神経変性」といいます。神経変性は重症度により、「脱髄」（あるいは「ニューラプラキシー」）「軸索断裂」「神経断裂」の3つに分類されます。

軽い損傷では、神経線維の表面の髄鞘のみが侵される脱髄が起こります。このタイプは軸索変性（軸索断裂あるいは神経断裂）がないことから、3週間ほどで完治します。圧迫により栄養血管が閉塞し、栄養圧迫がもう少し強くなると軸索断裂が起こります。圧迫により栄養血管が閉塞し、栄養不足によって末梢の表情筋から中枢側に逆行性に軸索変性が生じます。これを遡行変性（そこう）

と呼んでいます。脱髄と軸索断裂では神経内膜が温存されていることから、再生時に迷入再生が起こることはありません。

これに対して、さらに強い圧迫・損傷が起こると、軸索、髄鞘から神経内膜も断裂する神経断裂が生じ、断裂部位から末梢の表情筋に向かって変性が進行します（ワーラー変性）。内膜が断裂しているために、迷入再生が生じ、これが表情筋の病的共同運動の後遺症につながります。

② なぜ起こるのか ——原因と頻度

前触れなく起こる「ベル麻痺」

顔面神経麻痺を原因からみた場合、外傷、手術時の損傷、神経の腫瘍から起こるものもありますが、最も多いタイプは「ベル麻痺」と「ハント症候群」です。

突然、何の前触れもなく発症するタイプの顔面神経麻痺を「ベル麻痺」といいます。ベル麻痺はこれまで原因不明とされてきましたが、最近、その多くは口唇ヘルペスを起こす単純ヘルペスⅠ型ウイルス（HSV−Ⅰ）の再活性化が原因であることが分かってきました。ウイルスの再活性化とは、過去に体内に侵入し、免疫機構による攻撃の手を逃れて体内に潜んでいたウイルスが、過労やストレスなどによる一時的な免疫力の低下を機に、再び活動し始めることをいいます。

ベル麻痺は顔面神経麻痺の70％弱を占め、世界的な発症率は10万人当たり1年間に20人から30人です。

重症化しやすい「ハント症候群」

突然症状が現れるベル麻痺に対して、顔面神経麻痺の発症の前または後に帯状疱疹（たいじょうほうしん）が耳介に現れるケースがあり、これを「ハント症候群」といいます。ハント症候群ではしばしば、耳全体が赤く腫れあがったり、後耳介部に強い痛みを伴ったりします。また、内耳神経も同時に侵されることがあるため、めまい、歩行時のふらつき、難聴を伴うこともあります。

ハント症候群は、顔面神経管内に潜んでいた水痘帯状疱疹ウイルス（VZV）が再活性化して起こると考えられています。幼少時、水痘（水痘瘡）にかかったときに侵入し、潜在していたVZVが何かのきっかけで暴れだし、顔面神経麻痺を引き起こすのです。ウイルスの種類は違いますが、過去に感染したウイルスの再活性化から起こる点は、ベル麻痺と同じです。

ハント症候群では、神経細胞に対する直接損傷作用が強く、ベル麻痺による顔面神経麻痺より重症になる傾向があります。しかし、顔面神経麻痺に先行して帯状疱疹を発症している場合は、帯状疱疹に対して抗ウイルス薬を投与していることが多いため、顔面神経麻痺は軽度になります。

顔面神経麻痺の約15％はハント症候群であり、世界的な発症率は10万人当たり1年間に2～3人です。

❸ 症状はどう推移するか ── 回復過程と後遺症

後遺症の有無・程度は最初の数日間で決まる

顔面神経麻痺の原因である神経のトラブルは、直接眼で見ることができませんが、はっきりした症状を伴い、特徴的な経過のパターンを示します。起こっている症状を正確に観察し、発症からの日数を数えることなどにより、神経の状態を推察し、治療とリハビリテーションのタイミングを計ることができます。

最初に軽い症状から始まった顔面神経麻痺は、2日目、3日目と次第に症状が悪化し、やがて、麻痺し始めた部分の表情筋は完全に麻痺してしまいます。この経過は、顔面神経の炎症と浮腫による圧迫と損傷が起こり、表情筋に向かう神経線維の変性が進ん

でいることを示しています。したがって、この段階で、顔面神経に炎症を起こしているウイルスに対する抗ウイルス薬と、浮腫を軽減させる薬による治療が必要です。

顔面神経麻痺の症状は5日目から7日目ごろに固定し、その後は、順調に回復するものから重い後遺症の残るものまで、さまざまなケースに分かれます。回復に向かう場合は、回復する程度や回復までの期間に幅があり、後遺症が残る場合もさまざまです。回復期にどのような経過をたどるかは、発症から数日の間に進行する神経損傷のタイプや程度によってほぼ決まります。

神経損傷の修復と症状の推移

損傷を受けた顔面神経は神経変性を起こしますが、同時に神経は自己を修復しようとして、神経の再生も進みます（28頁図5）。脱髄では、病変部位での伝導ブロックが改善されると、3週間ほどで臨床症状もほぼ消失します。軸索断裂では、神経内膜に導かれるように1日1㎜のスピードで再生が進み、発症3カ月ほどで表情筋に到達して、本来の神経に支配された表情筋の動きが完全に回復します。

これに対して、神経断裂が生じている場合は神経線維の再生が少し遅れ、4カ月ほど

図5　神経の変性と再生

	再生	
脱髄	変性	伝導ブロック
	発症	

▲病変部位

	再生	
軸索断裂	変性	遡行変性
	発症	

▲病変部位

迷入再生が生じる

	再生	
神経断裂	変性	ワーラー変性
	発症	

▲病変部位

回復期の強い随意運動は迷入再生を促す

一度断裂した後、再生し始めた神経線

で表情筋に到着し始めます。軸索断裂の場合との1カ月の差は、神経の混線すなわち迷入再生の過程と考えられます。つまり発症から3カ月までは断裂した軸索の再生によって順調な回復を遂げますが、神経断裂があると完全回復には至らず、4カ月目以降に、迷入再生から病的共同運動、筋力低下の後遺症が出現します。4カ月目以降の回復過程は、それまでにどのようなリハビリテーション・アプローチを行ったか、あるいはこれから行うかに依存します（図6）。

図6 顔面神経麻痺の後遺症を含めた回復曲線

ENoG≧40%では100%回復する

回復率（%）

100

100-[40-ENoG]

50

正しい
リハビリテーションを
行った場合

遅発性回復線維

慢性期の回復過程
（質的回復）

誤った
リハビリテーションを
行った場合

急性期の回復過程
（量的回復）

2週　4週　2カ月 4カ月　6カ月　10カ月　12カ月

→ 赤線は顔面神経の再生を表している

維は、つながる先を求めて再生突起を伸ばします。このとき、再生突起は、収縮した表情筋に向かう傾向を示します。

このことから、麻痺している表情筋を努めて動かすことや、電気で表情筋を刺激して動かすことは、顔面神経の再生のために有効です。しかし同時に、本来の支配筋ではない表情筋に向かう再生突起の形成をも促すため、迷入再生を促進し、後遺症を重度にしてしまう可能性があります。

例えば、眼輪筋は自発的なまばたきにより、口周囲筋はしゃべる、食べるなどの動作により、収縮回数が1日2万回にも及ぶことから、これらの表情筋には迷入再生線維が集まりやすい傾向があります。そのため、口笛吹きや、頬膨らまし。そのため、口笛吹きや、頬膨らま

の動作によって、眼が細くなり、まぶたが閉じてしまう、また、眼を閉じると、麻痺のある側の口角が上方、外側に引きつってしまう、といった特徴的な病的共同運動が生じます。

顔面神経麻痺のリハビリテーションの難しさは、この点にあります。顔面神経麻痺の症状は、おおむね発症から3カ月目までは、脱髄病変と軸索断裂の修復過程を反映して順調に回復していきますが、迷入再生は4カ月目までは症状として現れてきません。この時期に、回復を急ぐあまりに、強い表情筋の随意運動（意図的に筋緊張・収縮を繰り返すこと）や頻繁な電気刺激を繰り返すと、かえって迷入再生を促してしまいますから、要注意です。

筋力低下と顔面拘縮

迷入再生が起こると、神経が本来の支配筋とは違った筋肉を支配してしまうため（過誤支配）、本来の支配筋への神経線維の数は減少します。すると、他の筋を過誤支配してしまった線維の数の分だけ、本来の支配筋の筋力は低下します。したがって、迷入再生した線維の数が多いほど、つまり顔面神経麻痺の症状が重いほど、筋力低下が後遺症

として残りやすくなります。特に、前頭筋（ぜんとうきん）、眼輪筋、上唇挙筋（じょうしんきょきん）、頬骨筋、笑筋（しょうきん）に顕著な筋力低下がみられます。

これを、随意運動や電気刺激で強化しようとすると、既に迷入再生のある顔面神経に支配された表情筋群は容易に病的共同運動を起こし、麻痺側の表情筋全体が一塊（いっかい）となった収縮運動となり、表情筋は短縮し、麻痺側に引っ張られ、顔面拘縮（こうしゅく）を重症化させることになります。

④ 回復過程を予想する —— 検査と症状評価法

神経損傷の程度を調べる電気生理学的検査

顔面神経にどの程度の神経損傷が生じているのかは、電気刺激への反応をみる検査により知ることができ、また、発症後の回復経過は、顔面神経麻痺の症状評価表を用いて確かめることができます。

顔面神経を電気で刺激し、表情筋の反応の強さを測定して、神経損傷の重症度を調べる方法があります。この検査では、麻痺している側の筋肉と、麻痺していない側の筋肉の反応の強さをそれぞれ測定し、二つの測定値の比率（ENoG、エレクトロニューログラム）を算出します。この比率が40％より高いか低いかが、今後の経過の良否を占う大きなポイントとなり、ENoGが40％以上のときは、神経断裂はないと考えられ、遅くとも3カ月で完治に至り、それ以後、後遺症が現れることもありません。ENoGが40％未満の場合は、断裂した神経線維があり、4カ月目以降に（40－ENoG）％の確率で迷入再生が起きる可能性があり、また筋力低下の後遺症が残る可能性もあります。

発症後の回復度をみる「柳原40点法」

顔面神経と表情筋の電気的な反応を測定する電気生理学的検査に対し、表情筋の安静時の対称性や随意運動の程度を直接観察し、どれくらいで回復するか、あるいは後遺症が出現するかを評価する方法があります。表情筋は手や足の筋肉と異なり、重力を負荷する筋力テストのような方法を用いることができないため、表情筋の運動のために独自に開発された評価表が使われます。国際的に用いられている評価表として、「柳原40点

法」「サニーブルック法」「ハウス・ブラックマン重症度分類」があり、日本では柳原40点法が最も普及しています。

柳原40点法の評価項目は10項目あり、うち1項目は、安静時の顔の対称性を評価し、他の9項目は、随意運動の程度を評価します（34頁図7および巻末付録参照）。発症から1〜2カ月ほどのフォローアップで機能回復の程度を予想できる利点があり、また、発症から6カ月ほどの機能回復をみるのに優れた方法です。

ただし、安静時の顔面拘縮や、随意運動に伴う病的共同運動を捉えることは難しく、これを見落としたまま、柳原40点法における40点満点を目標にして随意運動のリハビリテーションを行うと、顔面神経麻痺の後遺症を悪化させることがあります。

4カ月目以降の回復状態をみる場合には、後遺症の病的共同運動や顔面拘縮の項目が含まれているサニーブルック法を用いなければなりません。

回復のパターンを予想する

顔面神経麻痺発症からの経過日数と、柳原40点法の合計スコアから、今後の経過が「完全回復型」か、「不全脱神経型」か、「完全脱神経型」かを、おおよそ推測すること

図7 柳原40点法の表情評価

強い閉眼　　　　　片眼つぶり

口をへの字にまげる　　　口笛

安静時対称性　　額のしわ寄せ　　軽い閉眼

鼻翼を動かす　　頬をふくらます　　イーと歯を見せる

出典）栢森良二『動画 DVD 付 顔面神経麻痺のリハビリテーション』（医歯薬出版）より

図8　柳原40点法から予想する回復曲線

回復率（%）

軸索断裂型
3カ月目までに完全回復

脱髄型　3週間で完全回復
ENoG≧90%

4カ月目以降後遺症が残る
不全脱神経型

脱髄＋軸索断裂
ENoG≧40%

予後診断

脱髄＋軸索断裂＋神経断裂
10%<ENoG<40%

神経断裂型

完全脱神経型
不完全回復、明確な後遺症
ENoG<10%

発症からの経過

4　8　12週　4　6　8カ月

柳原40点法は、発症時から4カ月の随意運動の回復程度から、臨床的に回復を予測する評価法です。4カ月目以降100%の回復率を目指して随意運動を継続すると、後遺症が増悪することに留意する必要があります。一方、発症から10〜14日頃に電気生理学的 ENoG を求めて、予後診断も可能です。

　発症2週間後にスコアが20点程度に回復していれば、「脱髄型」であり、3週間ほどで完治します。発症から1カ月でスコア20点程度まで回復した場合は、「軸索断裂型」で、3カ月目までに完治します。しかし3カ月でスコア20点程度しか回復しない場合では、4カ月目以降、神経断裂線維の迷入再生によって病的共同運動が出現します。軸索断裂が主で、神経断裂線維が少ない場合は、発症から5〜6カ月で病的共同運動が出現します。発症から3カ月を過ぎても、スコアが10点以下にとどまる場合は「神経断裂型」で、3〜4カ月後に回復が始まり、同時に病的共同運動が現れる場合が多く、筋力低下が後遺症として残ります。

ができます（図8）。

もっと詳しく

● さまざまな評価法

前述したように、顔面神経麻痺の症状評価法には、「柳原40点法」のほかに、「サニーブルック法」「ハウス・ブラックマン重症度分類」があります（巻末付録参照）。

サニーブルック法は、随意運動時の対称性、安静時の対称性、病的共同運動の3要素について評価し、各要素の得点から一定の算式により「複合点」を算出し、これを総合評価とします。複合点は0点から100点の範囲で、0点は随意運動が全くない完全麻痺の状態、100点が正常状態となります。

サニーブルック法では、随意運動時の対称性、安静時の対称性、病的共同運動の各要素を評価するため、どこに問題があるかが容易に把握でき、治療目標を定める場合に大きな助けとなります。

サニーブルック法の欠点は、評価に時間と手間がかかることです。評価を正確に行うため、静止画と動画で顔面を撮影し、画像を観察しながら点数を記入する作業が必要です。

36

ハウス‐ブラックマン重症度分類は、柳原40点法が部位別評価法、サニーブルック法が症状の要素別評価に基づく総合評価法であるのに対して、概括的な評価法です。グレードⅠからグレードⅥで評価し、グレードⅠが正常、グレードⅥが完全麻痺です。評価が簡便で、重症度が直ちに分かる点が優れていますが、欠点は、症状が麻痺による筋力低下など機能不全によるものか、病的共同運動や顔面拘縮など機能異常によるものかの区別が困難であることです。

図9　顔面神経麻痺の回復ステージとアプローチ

	発症	1カ月	4カ月	12カ月
時期	麻痺急性期	麻痺回復期	後遺症増悪期	後遺症固定期
治療内容	薬物治療			
	生活上の指導（過度な表情運動の禁止など）			
	表情筋マッサージ			
	上眼瞼挙筋の運動			
			口引っ張り運動	
				ボツリヌス毒素治療
	心理面への配慮（QOL評価、心理的ケア）			

出典）飴矢美里、山田啓之、羽藤直人「顔面神経麻痺診療とメディカルスタッフ」
JOHNS 32(4):467-470,2016 より一部改変

⑤ 顔面神経麻痺の回復経過

発症から1カ月ほどは麻痺の急性期、1〜3カ月は麻痺の回復期になります。この3カ月で完治しなければ、治っていない分は4〜12カ月の間に、強力な随意運動など誤ったアプローチをすると後遺症として増悪していきます。

おおよそ12カ月で後遺症は固定し、半永久的に残ります。各時期の治療アプローチを図9に提示します。

3

治療と
リハビリテーション

① 顔面神経麻痺の治療目標

原因を押さえ、表情筋の動きを回復する

顔面神経麻痺では、神経損傷の原因となっているウイルスの活動を抑え、浮腫による神経圧迫を除く薬物療法と、麻痺した表情筋の動きを回復し後遺症を予防するためのリハビリテーションが、治療の大きな2本柱となります。

次に、顔面神経麻痺の治療は、最終的に何を目指すのでしょうか。これは、生物学的なヒトとしての側面と、人間としての側面に分けて考えることができます。

まず、生物学的なヒトとしての側面からは、正常な「びっくり反射」（21頁）を回復することが、顔面神経麻痺の治療目標です。びっくり反射は、目の前を何物かがよぎったときなどに眼や口などの開口部をとっさに閉じようとする反射運動で、生体が危険から身を守るための原始的な防衛反応です。これが十分に働かない状態は、生物として無防備な状態です。

もう一つの治療目標は、感情を反映した表情が現れるよう表情筋の動きを取り戻すことです。審美的な観点から、また人間同士のコミュニケーションの観点から、表情筋の回復が、よりよい社会生活を取り戻すために必要であることはいうまでもありません。

二つの治療目標のうち前者は、重症の場合でも、神経再生とともに、ある程度、自然に回復しますが、慢性期では患側表情筋が一塊となって動きすぎる過運動症になり、むしろ回復しすぎてしまうため、治療が必要です。また、後者の治療目標を達するには、正しいリハビリテーションが必要です。意図しない眼や口の閉鎖を防ぎ、いかに自然な表情を取り戻すかが、リハビリテーションの大きなポイントになります。

② 発症直後の薬物療法

原因ウイルスを薬で制圧する

顔面神経麻痺は多くの場合、ウイルスの再活性化によって生じた顔面神経の炎症と浮腫から起こります。したがって、特に、ウイルス性と考えられているベル麻痺とハント症候群の顔面神経麻痺では、できるだけ早期に、抗ウイルス薬によりウイルスの活動を抑えることが重要です。

ベル麻痺の場合、中等度では抗ウイルス薬（バラシクロビル）内服を1日当たり1000mg投与し、重度麻痺で耳介に発赤があり、耳の痛み、味覚障害を合併しているときは3000mg／日を投与します。柳原40点法でスコア20点以上の場合は、抗ウイルス薬投与は不要です。

神経の浮腫に対しては、軽度あるいは中等度では、ステロイド（プレドニゾロン）内服を30mg／日から開始し、次第に減量しながら10日間投与します。重度麻痺では、入院

③ 急性期のリハビリテーション

なぜリハビリテーションが有効か

神経断裂が生じた場合、最初の1～2カ月の間に迷入再生が起こります。また、迷入再生は既に述べたように、収縮の頻繁な表情筋に向かって起こりやすい傾向があり、伸びた神経再生突起は早いもので4カ月後に表情筋に到着します。

急性期リハビリテーションの目標は、迷入再生による病的共同運動と顔面拘縮の予防

してステロイド（プレドニゾロン）点滴を120～200mg／日から開始し、次第に減量しながら10日間投与します。

ハント症候群では、抗ウイルス薬（バラシクロビル3000mg／日、またはファムシクロビル1500mg／日）内服を、できるだけ早期に5日間投与します。浮腫に対するステロイド（プレドニゾロン）投与は、ベル麻痺の場合と同様です。

と軽減です。この時期に大切なことは、次の3原則です。

① 強く大きい表情筋収縮を避ける

② 表情筋の伸張マッサージ＝ストレッチングを頻繁に行う

③ 上眼瞼挙筋（動眼神経支配）を使って眼輪筋の伸張を行う

この3原則には、どのような意味があるのでしょうか。

顔面神経麻痺の発症1〜2カ月の時期は、迷入再生をいかに抑制するかが課題です。

そのために、① 強く大きい、意識的な表情筋の動き（収縮）を避けることと、② 表情筋を常にストレッチングすることが重要になります。まばたきをする、しゃべる、食べるなどの生理的な動きによって、眼輪筋、口周囲筋は頻繁に収縮を繰り返しますが、その他の表情筋は通常これほど頻繁に動くことはありません。そこで、この差を補うために、短時間でも頻繁な表情筋のマッサージが必要なのです。

もう一つは、迷入再生が生じた場合、病的共同運動として、口周囲筋の動きによる眼裂狭小化（食事のたびに眼が閉じてしまう）が起こりやすいので、発症時から、③ 眼輪筋の拮抗筋である上眼瞼挙筋を使って、しゃべるとき、食事のときに眼を見開く練習をする必要があります。

急性期リハビリテーションの注意点

顔面神経麻痺のリハビリテーションでは、いろいろ注意すべきことがあります。特に重要なのは、強く大きい表情筋の動きを避けることですが、まばたきや、しゃべることと、食べることまで避ける必要はありません。これらの生理的な表情筋の動きは許容範囲内と考えてよいでしょう。

また、表情筋のストレッチングによって、神経の再生が、本来の支配筋への経路に限定され、他の支配筋への経路との混線を予防できる可能性が高まります。軽症例（35頁のENoG ⅣⅣ40％の完全回復型）では、簡単な、あるいは軽いストレッチングで構いません。重症例（同ENoG ＜10％の完全脱神経型）は、神経再生を促す意味で、最初の3カ月間はある程度、随意運動が必要です。同時に随意運動後に軽いストレッチングを行います。しかし4カ月目以降、病的共同運動が出現してきた場合には、随意運動をやめ、表情筋のストレッチングをしっかり行います。最もストレッチングが必要な症例は、迷入再生が多少起こる不全脱神経型（同10％＜ENoG ＜40％）の症例です。

表情筋のストレッチングでは、伸張する方向も大事です。発症から3カ月までは表情筋を縦横、あるいは円を描くように全方向にマッサージします。4カ月を経過すると、

図10　表情筋の伸張マッサージ

表情筋の収縮方向が明らかになるため、しわに対して直角方向に筋をストレッチングするのもよいでしょう（図10）。

発症4カ月目以降に口の中に手指を入れて、健側と麻痺側の頬の筋の厚さを比べてみると、麻痺側の頬や口周囲筋が厚くなっています。これは筋肉が短縮しているからです。口の中に手指を入れて、厚くなっている筋を、ほうれい線に対して垂直（直角）方向にストレッチングを行います。口角は麻痺側に引っ張られて厚くなっていますので、反対方向にストレッチングを行います（38頁図9の口引っ張り運動）。

もう一つ大切なのが、上眼瞼挙筋を用いた開瞼運動です。発症から4カ月以降になると、口笛吹き、頬膨らましや、食事のときに、眼裂（上下のまぶたの合わせ目）が細くなり、極端な場合は眼が完全に閉じてしまいます。あるいは、眼輪筋の短縮により、眼裂が細くなり、固定化してしまいます。これを予防するため、顔面神経麻痺の発症時か

図11　右上眼瞼挙筋を使った開瞼運動

ら、眼輪筋に拮抗する上眼瞼挙筋を用いて、まぶたを開ける練習を行います。気を付けなければならないのは、このとき、額を上げて眼を開かないようにすることです（図11）。額を使うと、4カ月目以降に病的共同運動が強まってしまいます。

④ 慢性期の リハビリテーション

慢性期リハビリテーションの目的

顔面神経麻痺における慢性期とは、発症から4カ月目以降をいいます。この時期の症状の特徴は、顔面のこわばり、筋力低下、顔面拘縮、病的共同運動、二次性顔面けいれんなどの機能異常で

あり、これらの症状の悪化を防がなければなりません。

4カ月経過すると、顔面神経の迷入再生回路は半永久的になり、表情筋の病的共同運動は固定化します。そこで、病的共同運動を目立たないようにすることが、この時期のリハビリテーションの目的となります。リハビリテーションにおける注意事項と手技内容は、急性期とほぼ同様です。

① 表情筋の強い随意運動を避ける。強い随意運動により筋短縮性筋力低下（筋が短縮して、これ以上収縮せず、筋力が低下すること）をきたし、さらに顔面拘縮が悪化するのを防ぐ。

② 筋短縮に陥った表情筋をストレッチングして伸張する。

③ 生理的表情運動（まばたき、しゃべる、食べる）は筋短縮を促進するので、ストレッチングを短時間に、繰り返し行い、筋短縮を軽減する。顔面のこわばりが残っているのは、ストレッチングが足りないことを示している。

④ 眼裂の狭小化に対しては、眼輪筋のマッサージ後に、上眼瞼挙筋を使った開瞼運動を行う。

⑤ 麻痺のある側の口角の外側上方への引きつれに対しては、麻痺のない側の口角を引っ張り、口唇の左右対称を保つ習慣をつけておく。

以上の点に注意しながら、根気強くリハビリテーションを続けることが大切です。

もっと詳しく

● 二次性顔面けいれん

顔面神経麻痺発症から4カ月目以降になると、下のまぶたにぴくつきが出現することがしばしばあります。自覚症状がない場合でも、筋電図検査をすると、けいれんに特徴的な波形が現れることがあります。これを二次性顔面けいれんといいます。

顔面神経麻痺慢性期では、生体防衛反応の「びっくり反射」(21頁)が過度に回復して、過運動症を引き起こし、顔面けいれんが生じます。

4

ボツリヌス毒素
による治療

ボツリヌス毒素が有効な症例は?

近年、顔面神経麻痺に対する新しい治療の選択肢として登場したのが、ボツリヌス毒素(ボトックス®)の表情筋への注射による治療法です。ボツリヌス菌からとった毒素と聞いて、「こわい」という印象を持つ方が多いかもしれませんが、無毒化されたタンパク質で、世界の多くの国々で医薬品として使われています。

ボトックスが有効なのは、著明な顔面拘縮、病的共同運動、二次性顔面けいれんが残り、しかもある程度筋力が強化されている症例です。

ボトックスは筋短縮を引き伸ばし、顔面のこわばりを除去し、眼輪筋などを麻痺させることにより、病的共同運動や顔面けいれんを抑制します。また、顔面神経麻痺を人工的に軽く再発させ、もう一度、神経筋再学習を行うことも目的です。この場合は、上眼瞼挙筋による開瞼と個別的な筋力強化を自分のペースで行うことになります。

筋力には、男女差を含め個人差があり、麻痺している側としていない側の筋力差、病的共同運動や顔面拘縮の重症度にも差があるため、有効部位と、注射量は各患者により異なります。

図12　ボツリヌス毒素による治療の実際

左の赤点が注射部位。
右は治療後

どう使うのか？

上眼瞼挙筋にボツリヌス毒素が入ると眼瞼下垂（上まぶたが垂れ下がった状態）が生じるため、この部位への注射は避けます。

ボトックスは筋力低下をさらに一段階低下させるので、これを最小限にするため、発症後1年以上待ってから使用します。

ボトックスの効果は注射後2〜3カ月ほど持続します。顔面拘縮は1〜2回で回復が期待できます。しかし、「顔面のこわばり」と病的共同運動は再発するため、多くの場合、再注射が必要になります。口笛吹き、頬膨らまし、両眼の閉瞼（へいけん）など両側対称性の強力な筋力強化を行っている場合、表情筋のアンバランスが増強するため、麻痺

のない側の表情筋へのボトックス注射も有効です。

　1カ所当たり0・5〜1単位を複数部位に注射す

ると、筋力低下が著明になります。基本的な注射部位は、眼輪筋、鼻根筋、頬骨筋、ほうれい線部、口角部、下口唇部、さらに広頸筋です（53頁図12）。大切なことは、麻痺の程度を極端に悪くさせない程度の少量を注射することです。

　顔面神経麻痺は、治療やリハビリテーションの判断が難しく、後遺症が残りやすい病気です。しかし、このようにボトックス注射を行うことで、外見的にもかなりの改善が見込まれます。諦めずに治療を行って、よりよい社会生活を取り戻しましょう。

付 録

表情筋と咀嚼筋

顔面筋には、**表情筋**と**咀嚼筋**の2種類があり、それぞれ、次のような特徴と役割があります。

- **表情筋**——顔面皮下にあり、頭蓋骨に始まり皮膚で終わる。人類では言語の発音を助け、感情を反映し表情を作り出す。上眼瞼挙筋以外は顔面神経が支配している。眼、鼻、口、耳などの開閉のために発達した。

- **咀嚼筋**——頭蓋骨に始まり下顎骨で終わる。主に下顎骨を挙上し、口を閉じ、噛みしめる。三叉神経第3枝が支配している。

● 表情筋の作用

部位		筋	作用	支配神経
頭蓋	1	前頭筋	眉弓を引き上げ、前頭部にしわを作る	顔面神経
	2	後頭筋	帽状筋腱膜を後方に引く	〃
眼	3	皺眉筋	眉を内上方に引き、眉間に縦じわを作る	〃

付録

番号	分類	筋	作用	神経
4		眼輪筋	閉眼	動眼神経
5		上眼瞼挙筋	瞼の挙上	顔面神経
6	鼻	鼻根筋	眉間の皮膚を引き下げ、眉間に横じわを作る	〃
7	鼻	鼻筋	鼻背を圧迫し、鼻尖を低くし、鼻孔を広げる	〃
8	耳	前耳介筋	耳を前方に引く	〃
9	耳	上耳介筋	耳介を上げる	〃
10	耳	後耳介筋	耳介を後ろに引く	〃
11	耳	側頭頭頂筋	耳介を下げる	〃
12	口	頬筋	頬をくぼませる	〃
13	口	上唇挙筋	上唇の挙上	〃
14	口	大頬骨筋	口角を上外方に引く	〃
15	口	小頬骨筋	上唇を上外方に引く	〃
16	口	上唇鼻翼挙筋	上唇と鼻翼を引き上げる	〃
17	口	口角挙筋	上唇口角を上方に引き上げる	〃
18	口	笑筋	口角を外方に引く	〃
19	口	口輪筋	口を閉じ、尖らせる	〃
20	口	口角下制筋	口角を下方に引く	〃
21	口	下唇下制筋	下唇を外下方に引く	〃

● 咀嚼筋の作用

部位	筋		作用	支配神経
下顎	31	側頭筋	下顎骨を挙上し口を閉じる、下顎骨を後方に引く	三叉神経
	32	咬筋	下顎骨を挙上し口を閉じる	〃
	33	内側翼突筋	顎骨を挙上し、下顎骨を側方に動かす	〃
	34	外側翼突筋	下顎骨を前方に突き出す、下顎骨を側方に動かす	〃

頸	22	オトガイ筋	オトガイの皮膚を引き上げ、突き出す	〃
	23	広頸筋	頸部皮膚を緊張させ、下顎を下制する	〃

付録

● 柳原40点法

	正常 4	部分麻痺 2	高度麻痺 0
安静時対称性			
額のしわ寄せ			
軽い閉眼			
強い閉眼			
片眼つぶり			
鼻翼を動かす			
頬をふくらます			
イーと歯を見せる			
口笛			
口をへの字にまげる			
合計			

● サニーブルック法

安静時の対称性 （健側と比較）	随意運動時の対称性 （健側と比べた筋伸張の程度）		病的共同運動 （各表情の 不随意筋収縮の程度）	
眼 　正常　　　0 　狭小　　　1 　開大　　　1 　眼瞼手術　1 頬（鼻唇溝） 　正常　　　0 　欠落　　　2 　浅い　　　1 　深い　　　1 口 　正常　　　0 　口角低下　1 　口角上昇/外側ひきつれ　1 　　　得点□ 安静時スコア 　＝得点×5□	標準表情　　わずかに動くなし／ほぼ完全に動く（ある程度動く／完全に動く） 額のしわ寄せ　1　2　3　4　5 弱閉眼　　　　1　2　3　4　5 開口微笑　　　1　2　3　4　5 上唇挙上・前歯を見せる　1　2　3　4　5 口すぼめ　　　1　2　3　4　5 著明　重度　中等度　軽度　正常 得点□ 随意運動時スコア＝得点×4□		なし　軽度　中等度　重度 0　1　2　3 0　1　2　3 0　1　2　3 0　1　2　3 0　1　2　3 病的共同運動スコア＝得点□	
随意運動時スコア□－安静時スコア□－病的共同運動スコア□＝複合スコア□				

● ハウス - ブラックマン重症度分類

パラメータ	グレードI	グレードII	グレードIII	グレードIV	グレードV	グレードVI
全体的印象	正常	詳しく診ると軽度の筋力低下	筋力低下はあるが左右差は不明瞭	筋力低下明確、左右差あり	ほとんど動きなし	動きなし
安静時	正常対称的	正常対称的	正常対称的	正常対称的	非対称的	非対称的
前頭部の運動	正常	中等度〜良好	軽度〜中等度	なし	なし	なし
閉眼	正常閉眼	軽い努力で完全閉眼	強い努力で完全閉眼	強い努力でも不完全閉眼	強い努力でも不完全閉眼	動きなし
口	正常対称的	軽度非対称	強い努力でも非対称	強い努力でも非対称	わずかに動く	動きなし
病的共同運動、拘縮、顔面痙攣	なし	軽い病的共同運動、拘縮や痙攣はあってもよい	病的共同運動や拘縮は明確にあるが、左右差は不明瞭	病的共同運動、拘縮、痙攣は重度で、左右差明確	病的共同運動、拘縮、痙攣は通常なし	動きなし

版、2011

14 竹田泰三「顔面神経減荷術」日本顔面神経研究会編『顔面神経麻痺診療の手引-Bell 麻痺と Hunt 症候群-』金原出版、2011

15 栢森良二「顔面神経障害の機能評価」『臨床神経生理学』39(1): 53-58, 2011

16 柳原尚明、他「顔面神経麻痺程度の判定基準に関する研究」日本耳鼻咽喉科学会会報 80(8): 799-805, 1977

17 柳原尚明「顔面神経麻痺の最近の進歩」臨床リハ 7: 11-16, 1998

18 Ross BG, et al. Development of a sensitive clinical facial grading system. *Otolaryngol Head Neck Surg* 114: 380-386, 1996

19 Diels HJ. Therapy for synkinesis following facial paralysis. 臨床リハ 7: 25-34, 1998

20 House JW, Brackmann DE, Facial nerve grading system. *Otolaryngol Head Neck Surg* 93: 146-147, 1985

21 Seddon HJ, Medawar PB, Smith H: Rate of regeneration of peripheral nerves in man. *J Physiol* 102(2): 191-215, 1943

22 Trojaborg W. Rate of recovery in motor and sensory fibres of the radial nerve: clinical and electrophysiological aspects. *J Neurol Neurosurg Psychiatry* 33: 625-638, 1970

23 栢森良二「慢性顔面神経麻痺に対するボツリヌス毒素治療後の電気生理学検査所見と神経筋再訓練アプローチ」*Facial N Res Jpn* 30: 123-126, 2010

24 栢森良二「ボツリヌス毒素による慢性顔面神経麻痺の治療効果と反復性」*Facial N Res Jpn* 30: 127-130, 2010

25 飴矢美里、山田啓之、羽藤直人「顔面神経麻痺診療とメディカルスタッフ」*JOHNS* 32(4): 467-470, 2016

参考文献

1   Frederic H, et al.（井上貴央監訳）『カラー人体解剖学』西村書店、2003

2   栢森良二『動画ＤＶＤ付 顔面神経麻痺のリハビリテーション 第2版』医歯薬出版、2018

3   栢森良二「表情筋に筋紡錘がないということは本当ですか？」*Clinical Neuroscience* 29（5）, 2011

4   Fujita T. Über die periphere Ausbreitung des N. facialis beim Menschen. *Gegenbaurs Morphol Jahrb* 73, 1934

5   脇坂浩之、柳原尚明「顔面神経障害の疫学」青柳優編『CLIENT21 No. 9 顔面神経障害』中山書店、2001

6   池田稔「地域（世界・国内）や年齢、季節により疾患別頻度が異なるか？」日本顔面神経研究会編『顔面神経麻痺診療の手引 -Bell 麻痺と Hunt 症候群-』金原出版、2011

7   Murakami S, et al. Bell palsy and herpes simplex virus: identification of viral DNA in endoneurial fluid and muscle. *Ann Intern Med* 124: 27-30, 1996

8   Furuta Y, et al. Reactivation of herpes simplex virus type 1 in patients with Bell's palsy. *J Med Virol* 54: 162-166, 1998

9   May M. *The Facial Nerve,* Thieme Inc. New York, 1986

10 河野尚、他「HSV-1 初感染顔面神経麻痺モデルにおける神経浮腫の定量的検討」*Facial N Res Jpn* 23: 68-70, 2003

11 Ogawa A, Sando I. Spatial occupancy of vessels and facial nerve in the facial canal. *Ann Otol Rhinol Laryngol* 91: 14-19, 1982

12 Seddon HJ. Three types of nerve injury. *Brain* 66, 1943

13 村上信五「急性末梢性顔面神経麻痺に対する急性期の治療」日本顔面神経研究会編『顔面神経麻痺診療の手引 -Bell 麻痺と Hunt 症候群-』金原出

〈著者略歴〉

栢森良二（かやもり　りょうじ）

1974年新潟大学医学部卒業。同年米国横須賀海軍病院インターン。75年新潟大学医学部整形外科教室研修医。76年東京都老人医療センターリハビリテーション科レジデント。79年米国テキサス大学サンアントニオ校リハビリテーション科臨床フェロー。80年米国アイオワ大学神経内科臨床フェロー。81年新潟県立六日町病院リハビリテーション科医長。89年帝京大学医学部リハビリテーション科講師。95年同助教授。2008年同教授。14年より帝京平成大学健康メディカル学部教授。23年より新潟リハビリテーション大学非常勤講師。主な著書に、『顔面神経麻痺のリハビリテーション、第2版』『学生のためのリハビリテーション医学概論、第3版』（以上、医歯薬出版）、『サリドマイド──復活した「悪魔の薬」』（PHPエディターズ・グループ）など。

本書は、2016年5月に株式会社A・M・Sより発行された『顔面神経麻痺が起きたらすぐに読む本［第2版］』に加筆・修正し、［改訂新版］として発刊するものです。

装丁・本文デザイン●宮澤来美
カバーイラスト●iStock.com/poladroid
本文挿絵・図表●桜井勝志

［改訂新版］顔面神経麻痺が起きたらすぐに読む本

令和2年9月30日　第1版第1刷発行
令和6年7月16日　第1版第3刷発行

著　者　栢森良二

発　行　株式会社PHPエディターズ・グループ
　　　　〒135-0061　東京都江東区豊洲5-6-52
　　　　☎03-6204-2931
　　　　http://www.peg.co.jp/

印　刷　シナノ印刷株式会社
製　本